LES MALADIES

DE

L'APPAREIL RESPIRATOIRE

DEVANT

LES EAUX DU MONT-DORE.

(Lu à la Société d'hydrologie médicale de Paris.)

PAR LE DOCTEUR

JULES MASCAREL,

Médecin libre aux eaux de Mont-Dore,
ancien interne des hôpitaux de Paris, lauréat de l'école pratique,
ex-professeur particulier d'anatomie et de conférences cliniques,
membre correspondant de la Société de chirurgie,
de la Société anatomique
et de la Société d'hydrologie médicale de Paris,
lauréat de la Société impériale de médecine de Toulouse,
membre correspondant de plusieurs Sociétés savantes
françaises et étrangères.

« Dans tout ce que j'ai dit, je n'ai
» cherché que le vrai, non pas uni-
» quement pour l'honneur de le dire,
» mais parce que le vrai est utile aux
» hommes. »

(HELVÉTIUS.)

« Elles ont fait leurs preuves. »

(BRETONNEAU, *Consult.*)

PARIS

GERMER BAILLIÈRE, LIBRAIRE-ÉDITEUR,

RUE DE L'ÉCOLE-DE-MÉDECINE, 17.

LONDRES, | NEW-YORK,
H. BAILLIÈRE, 219, Regent-street. | H. BAILLIÈRE, 440, Broadway.
MADRID, CH. BAILLY-BAILLIÈRE, calle del Principe, 11.

1859

LES MALADIES

DE

L'APPAREIL RESPIRATOIRE

DEVANT

LES EAUX DU MONT-DORE.

(Lu à la Société d'hydrologie médicale de Paris.)

PAR LE DOCTEUR

JULES MASCAREL,

Médecin libre aux eaux de Mont-Dore,
ancien interne des hôpitaux de Paris, lauréat de l'école pratique,
ex-professeur particulier d'anatomie et de conférences cliniques,
membre correspondant de la Société de chirurgie,
de la Société anatomique
et de la Société d'hydrologie médicale de Paris,
lauréat de la Société impériale de médecine de Toulouse,
membre correspondant de plusieurs Sociétés savantes
françaises et étrangères.

> « Dans tout ce que j'ai dit, je n'ai
> » cherché que le vrai, non pas uni-
> » quement pour l'honneur de le dire,
> » mais parce que le vrai est utile aux
> » hommes. »
>
> (HELVÉTIUS.)

> « Elles ont fait leurs preuves. »
>
> (BRETONNEAU, *Consult.*)

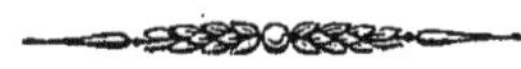

PARIS

GERMER BAILLIÈRE, LIBRAIRE-ÉDITEUR,

RUE DE L'ÉCOLE-DE-MÉDECINE, 17.

LONDRES,	NEW-YORK,
H. BAILLIÈRE, 219, Regent-street.	H. BAILLIÈRE, 440, Broadway.

MADRID, CH. BAILLY-BAILLIÈRE, calle del Principe, 11.

1859

LES MALADIES

DE

L'APPAREIL RESPIRATOIRE

DEVANT

LES EAUX DU MONT-DORE.

INTRODUCTION.

Lorsque Laënnec vint, par son immortelle découverte, révéler au monde médical l'auscultation médiate, la plus grande confusion régnait dans la pathologie thoracique. En effet, si la pneumonie et la pleurésie dans leur forme essentiellement aiguë, étaient facilement reconnues par tous les praticiens, celle-là à ses crachats ensanglantés et caractéristiques, celle-ci au mouvement fébrile accompagné de la douleur de côté, dite lancinante, un voile de plus en plus opaque s'abaissait, quand de la période aiguë le mal non arrêté dans sa course revêtait insensiblement la forme chronique.

Il appartenait au génie de Laënnec de déchirer ce voile ténébreux, et c'est ce qu'il accomplit avec autant de talent que de bonheur en publiant son *Traité de l'auscultation médiate*. La jeune génération qui suivit, pleine d'activité, et d'ardeur, et empreinte déjà de cet esprit d'observation, de découvertes et de recherches qui devait doter notre époque des merveilles de la vapeur, de la télégraphie électrique, de la photographie, du chloroforme, etc., se mit passionnément à l'œuvre et contrôla non-seulement les impérissables travaux du novateur, mais agrandit en les perfectionnant les tours et contours du cadre nosologique qui venait de lui être révélé : et l'on peut dire aujourd'hui avec une sorte de sentiment d'orgueil national, que c'est à l'école de Paris que revient l'insigne honneur et la principale part des progrès qui ont été accomplis dans cette partie de la pathologie humaine.

Les maladies de la poitrine sont de toutes les branches de notre art si long et si difficile, celles dont on pourrait dire qu'il n'y a plus pour nos neveux qu'à glaner, en tant qu'il s'agisse de diagnostic, si la médecine comme l'homme n'était pas perfectible à l'infini.

Privés qu'ils étaient des précieux moyens d'investigation qu'il était réservé au XIXe siècle de nous faire connaître, les anciens durent plus d'une fois commettre de graves erreurs dans leurs observations, et nous léguer des faits de guérison de phthisie pour des catarrhes pulmonaires et réciproquement. Aussi Laënnec paraît, et du souffle de son génie il renverse presque de fond en comble l'édifice de dix-huit siècles. Ici, il nous montre le catarrhe pulmonaire subaigu ou chronique avec les allures trompeuses de la fièvre hectique tuberculeuse dans ses symptômes généraux, mais simple et dégagé de toute complication dans ses caractères locaux ; là, la phthisie pulmonaire véritable avec les mêmes phénomènes dans sa symptomatologie générale que le catarrhe pulmonaire, mais avec ses altérations de texture étendues au larynx, aux bronches, au parenchyme pulmonaire surtout, avec ses tubercules, ses cavernes, etc.

A l'enthousiasme suscité par une telle découverte succéda bientôt, parmi les praticiens, la tristesse et le découragement. Hier nous n'avions aucun moyen positif de distinguer les deux affections, et dans le doute l'esprit se complait toujours dans l'espérance, il agit. Aujourd'hui le mal se montre avec toutes ses horreurs, productions morbides nouvelles, imperméabilité de tissus, destruction de parenchyme, cavernes, etc., etc. Irréparables désordres, s'écrie le praticien, plus d'espoir, il faut mourir!!!....

Non, non, s'élève à son tour la voix de la nature, toutes ces victimes ne sont pas fatalement et impitoyablement vouées à la mort. Il appartenait à notre jeune génération de s'emparer de cette idée, de la féconder et de la développer. Quelle manière plus digne d'achever la belle œuvre de Laënnec que de travailler à guérir la maladie qu'il nous a si bien appris à connaître, surtout lorsqu'il est constaté que les neuf dixièmes de la population sont emportés par elle.

Déjà les médecins attachés aux hôpitaux ou hospices consacrés au traitement des maladies des vieillards avaient constaté, dans les ouvertures de cadavres de sujets qui avaient succombé à des maladies aiguës ou indépendantes de la phthisie, certaines altérations anciennes occupant le lieu d'élection des tubercules pulmonaires. Ces lésions se présentant tantôt sous forme de brides cicatricielles ou d'indurations incrustées de tubercules crétacés, ou bien encore sous l'apparence de cavernes tapissées de fausses membranes organisées, attestaient suffisamment que ces personnes avaient échappé aux ravages de la maladie qui tout à l'heure était considérée comme incurable.

MM. Prus, Milivier, Pariset, Manec et le professeur Cruveilhier, ont maintes fois constaté ces observations de guérison chez les vieilles femmes de la Salpêtrière. Le docteur Durand Fardel, aujourd'hui médecin aux thermes de Vichy, et nous-même, avons recueilli ces faits sous les yeux de nos maîtres, et deux de nos condisciples, trop tôt enlevés à la science, Roger et Boudet, ont publié dans les *Archives de médecine*, dès l'année 1838, des mémoires fort bien faits dans lesquels ils démontrent, pièces en main, la curabilité de la redoutable phthisie pulmonaire.

On peut donc considérer aujourd'hui comme un fait désormais acquis à la science cette proposition : Il est anatomiquement démontré que la phthisie pulmonaire n'est pas incurable. Ecoutons d'ailleurs ce que disait le professeur Cruveilhier en 1838 (*Leçons orales*) : « Toutes les fois qu'une maladie peut être produite à volonté, elle peut guérir ; nous ne pouvons pas produire le cancer à volonté, aussi n'est-il pas curable ; mais le tubercule n'est pas incurable, parce que nous pouvons le faire naître presque à volonté. » Or, voilà qu'à vingt ans de distance le même langage se trouve dans la bouche de notre vénéré maître.

A l'œuvre donc, travailleurs infatigables, mettons-nous à la recherche des procédés mystérieux à l'aide desquels la nature triomphe du mal.

En France comme en Allemagne, en Angleterre et jusque dans l'Amérique, de louables efforts ont été entrepris dans ce sens : le spirituel rédacteur de l'*Union médicale* y a plus d'une fois convié ses lecteurs en prêchant lui-même d'exemple ; que chacun de nous apporte donc son faible tribut, et que du milieu de tant de faits amoncelés surgisse un autre Laënnec qui vienne nous tracer d'une main sûre les lois qui président à la guérison de nos pauvres phthisiques.

Le but de ce mémoire est de démontrer que la station thermale des eaux du Mont-Dore est appelée à jouer un grand rôle dans la cure des maladies de l'appareil respiratoire, et en particulier de la phthisie pulmonaire.

Les travaux publiés en 1810, puis en 1823, par M. Bertrand, ne laissent aucune espèce de doute à cet égard, et nous croyons servir à la fois la science et l'humanité en travaillant à propager les idées de cet homme de génie auxquelles nous a converti le temps et l'expérience. Nous raconterons plus tard dans quelles circonstances notre attention a été dirigée spécialement sur ces eaux minérales; qu'il suffise pour le moment au lecteur de savoir que les faits dont nous allons l'entretenir sont le résultat de notre observation répétée un grand nombre de fois. Pendant dix-sept ans nous avons confié de nos clients aux soins si éclairés de M. Bertrand; nous constations leur état avant la médication thermale, nous le constations après, et, privilége qui n'est pas toujours réservé aux praticiens des grandes cités, bon nombre de ces mêmes malades sont restés sous nos yeux, offrant sans cesse à l'observation les moyens de contrôler la marche ultérieure de leur affection.

Pour apporter moins de confusion et plus de clarté dans nos descriptions, nous diviserons nos malades en plusieurs séries, en commençant par les affections les plus simples. Il est bien entendu que tout ce qui touche de loin ou de près aux formes aiguës, c'est-à-dire fébriles, des maladies dont nous nous occupons, doit être sévèrement éloigné de nos thermes : c'est donc exclusivement aux états chroniques qu'est réservée la médication thermo-minérale.

CHAPITRE I.

PRÉDISPOSITION CATARRHALE GÉNÉRALE, CORYZA, OTORRHÉE, STOMATITE, ANGINE TONSILLAIRE, PHARYNGITE GRANULEUSE.

On rencontre fréquemment, dans les grandes villes, des hommes adonnés aux travaux de cabinet, à la vie sédentaire, ou confinés dans des lieux étroits, humides et privés de lumière, ou bien des personnes du sexe qui, sans être dans des conditions semblables, sont, par la nature de leur organisation, leur vie oisive, l'habitude de se couvrir trop ou pas assez, prédisposées aux affections catarrhales; en effet, les uns et les autres contractent une incroyable facilité à être pris, ceux-ci d'otite, de névralgie faciale, de coryza, ceux-là d'irritation de la membrane muqueuse buccale, d'angine simple, et quelquefois même de pharyngite. Quel est le praticien qui, au bout de quelques années d'exercice, n'ait pas rencontré des personnes sujettes à l'amygdalite comme à l'érysipèle, soit périodiquement tous les ans à la même époque, soit deux, trois et quatre fois dans la même année? Deux fois, dans des cas semblables, nous avons sur des adultes hommes procédé à la résection des amygdales sans pour cela empêcher le retour de la phlegmasie, dont la terminaison invariable était la formation d'un petit abcès.

Obs. I. — *Prédisposition catarrhale, coryza, fréquentes angines.*

Une dame âgée de vingt-six ans, mère d'un enfant âgé de sept ans, brune et d'un tempérament lymphatico-nerveux, bien portante habituellement et bien réglée, avait contracté depuis l'âge de la puberté une prédisposition très grande à s'enrhumer : la maladie survenant ordinairement au commencement de l'hiver, et quelquefois deux ou trois fois pendant cette saison froide, débutait invariablement par de la fièvre, le coryza, un peu de conjonctivite et d'otite; puis le mal stationnait huit jours dans l'arrière-fond de la cavité buccale, avec rougeur vive du pharynx, du voile du palais, gonflement de la luette et des amygdales, difficulté d'avaler et de respirer, la pituitaire tuméfiée obstruant le passage de l'air; à ces symptômes s'ajoutait l'expuition de matières glaireuses, collantes, transparentes d'abord, et prenant de plus en plus la couleur citron, avec quelques filaments de sang vif, comme s'il y eût eu complication de pneumonie. Après le premier septénaire, une petite sécrétion de pus était ramenée par les crachats, et le plus ordinairement la fièvre tombait, et tous les symptômes s'amendaient. Dans quelques cas, la fièvre continuait faiblement, et la phlegmasie s'étendant de proche en proche, envahissait le reste de l'arbre respiratoire en donnant naissance aux divers râles de la bronchite.

En juillet 1853, à la suite d'un hiver passé dans les conditions que nous venons de relater, trois attaques de la même affection s'étaient reproduites, et avaient laissé une petite toux avec dyspnée, enchifrènement des fosses nasales, de la gorge et des trompes d'Eustache, amaigrissement et perte de l'appétit. Telles étaient les conditions dans lesquelles se trouva't cette dame lorsqu'elle vint passer dix-huit jours au Mont-Dore. M. Bertrand lui fit prendre les eaux en boisson jusqu'à la dose de trois verres par jour, des demi-bains à haute température, des bains de pieds et des inhalations de vapeur. Les urines devinrent très rouges et sédimenteuses, des sueurs générales mais peu abondantes se manifestèrent, et au bout de quinze jours tous les accidents cessèrent; l'appétit, le sommeil et les forces revinrent si bien que madame put faire des courses à cheval dans la montagne sans en éprouver de fatigue. A partir de cette époque, la menstruation devint plus abondante; un an après survint une autre grossesse; la mère nourrit elle-même son enfant, et l'hiver dernier s'est encore passé sans accidents, si ce n'est en décembre qu'il y eut un léger mal de gorge, mais sans abcès et sans fièvre ; la santé est demeurée parfaite.

Obs. II. — *Gingivite, stomatite, angines fréquentes,
pharyngite granuleuse.*

M. X..., âgé de trente-huit ans, célibataire, lymphatique
et nerveux, s'étant, dès sa jeunesse, livré avec ardeur à
l'étude des belles-lettres, vit peu à peu l'élément nerveux
de son tempérament dominer sa constitution lymphatique;
sa santé s'affaiblit, presque toutes les dents se carièrent et
tombèrent, ainsi que les cheveux. Mais l'altération des
dents fut précédée et accompagnée de celle des gencives.
En effet, depuis six à sept ans il ne se passait pas d'hiver
sans que M. X... fût obligé de garder la chambre, par suite
de gingivite et de stomatite générale, avec engorgement
de l'isthme du gosier, de la trompe d'Eustache et des gan-
glions prémaxillaires. De petits abcès se formaient, les
uns sur les gencives, au niveau des débris des organes
dentaires, les autres dans le plancher de la bouche et
presque toujours dans les excavations amygdaliennes.
Ajoutez à cela que les follicules de la langue, ceux de la
partie visible du voile du palais, de la luette et de la membrane muqueuse qui tapisse l'entrée du pharynx, prenaient
un développement rapide, et conservaient encore une tu-
méfaction insolite, lorsque nous vîmes ce malade aux eaux
du Mont-Dore, en juillet 1858, bien qu'il y eût plus de
trois mois que les accidents aigus fussent écoulés. A son
arrivée ici, les gencives étaient encore décollées et sai-
gnantes, d'étroites fistules stationnaient aux environs de
quelques restes de dents; il n'y avait d'ailleurs ni toux,
ni dérangement des fonctions circulatoires, mais beaucoup
de faiblesse, de la maigreur, pas d'appétit, peu de sommeil, une grande susceptibilité pour l'impression du froid
autour du cou, et un refroidissement marqué des extrémités inférieures.

Ce malade fut soumis aux eaux en boisson et en garga-
garismes, prises pures et à petites doses, aux douches
liquides dirigées directement sur le pharynx, aux pédiluves à la température naturelle des sources et aux grands
bains tempérés.

Les eaux passant bien, furent progressivement augmen-
tées, et au bout de huit jours un changement des plus
favorables s'était opéré dans l'état local et général. L'appétit et le sommeil étaient devenus excellents, de longues
courses pouvaient être faites dans les montagnes sans aucune fatigue ; à la pâleur et à l'affaissement des traits du
visage avaient succédé l'embonpoint et une vigueur inac-
coutumée. Après vingt jours de séjour, ce malade quitta
les eaux plein de force et de santé.

Voilà deux exemples très remarquables de l'influence
heureuse exercée par le traitement thermal, et dans un
laps de temps extrêmement court. Ces faits ne sont pas
rares, et se représentent chaque jour à l'œil de l'observateur le moins attentif.

CHAPITRE II.

LARYNGITE SIMPLE, ULCÉREUSE OU TUBERCULEUSE, EXTINCTION DE VOIX, BRONCHITE CHRONIQUE CATARRHALE OU CONSÉCUTIVE A LA GRIPPE.

Comme pour la première série et celles qui vont suivre,
nous nous bornerons à rapporter quelques exemples
choisis au milieu de beaucoup d'autres, et après avoir
exposé ces observations dans leurs détails les plus essen-
tiels, nous terminerons notre travail par un coup d'œil
d'ensemble sur les indications et les effets des eaux du
Mont-Dore dans ces différents états pathologiques, qui se

lient tous aux altérations des organes composant l'ensemble de l'appareil respiratoire.

OBS. III. — *Laryngite simple et ulcéreuse chronique,*
crachement de sang.

M. X..., colonel d'artillerie, âgé de quarante-huit ans, d'un tempérament lymphatico-nerveux, rentra en France en 1850, après quinze ans de commandement en Afrique. Ayant été appelé peu de temps après à lui donner des soins, je constatai l'état suivant :

M. X... est grand et maigre, les dents blanches et assez bien conservées, les cheveux peu fournis, d'un blond châtain, la voix faible et à moitié cassée ; tout, dans l'habitude extérieure du corps, exprime un état de souffrance résultant de longues fatigues.

M. X... a été fortement éprouvé en Algérie par la fièvre, et surtout par la dysentérie ; depuis cette dernière maladie, il mange très peu, et ne digère bien que le laitage et la viande de jeunes animaux ; il ne boit que de l'eau rougie ; il éprouve souvent des maux de gorge, et s'enrhume facilement l'hiver. Pendant les mois de janvier et février 1851, il fut pris plusieurs fois d'esquinancie, bien que les amygdales ne soient pas hypertrophiées, puis d'un relâchement presque permanent de la luette, avec toux sèche très fatigante. Cette toux, accompagnée de douleur au larynx, douleur augmentant par la pression au côté droit du cartilage thyréoïde, fut suivie d'un crachement de sang très vif, mais en petite quantité. L'auscultation et la percussion ne révélaient rien de particulier, soit vers le cœur, soit vers les poumons ; cet accident s'affaiblit pendant trois jours, et céda aux moyens employés en pareil cas ; il n'y eut pas de fièvre. M. X... passa les mois de janvier et de février dans sa chambre, en conservant toujours une

toux sèche, de la douleur au larynx et de l'aphonie aussitôt qu'il voulait élever la voix.

Pensant que la procidence de la luette, par sa titillation
sur la base de la langue, n'était pas étrangère à la fré-
quence de la toux, je fis la résection de cet organe, et
cette petite opération fut suivie d'un amendement considérable dans la production de la toux. Néanmoins, à la fin
de mars, bien que M. X... pût reprendre ses fonctions de
directeur d'une vaste manufacture d'armes à laquelle il
était attaché, la toux persistait, et augmentait le matin et
le soir au moindre refroidissement de température.

Les plus grandes précautions hygiéniques, les frictions
calmantes et révulsives, les fumigations et les divers sirops
adoucissants calmèrent, mais ne firent pas entièrement
cesser la toux et la douleur du larynx, qui se compliquait,
au contraire, d'une certaine gêne pour avaler les solides.

Dans le courant du mois de mai, une quinte de toux
plus forte amena encore, pendant quelques heures, trois
à quatre cuillerées de sang vif. Les révulsifs sur diverses
parties du corps, une potion de ratanhia et l'usage de la
limonade tartrique édulcorée avec le sirop de grande
consoude, combinés avec le repos le plus absolu, triomphè-
rent promptement de ce nouvel accident. Dès ce moment
je conseillai le Mont-Dore, et le malade s'y rendit à la fin
de juin, conservant toujours un peu de toux, de douleur
au larynx en parlant ou en avalant des aliments solides;
les poumons ne présentaient pas de traces de lésion, et
jamais il n'y avait de fièvre.

A l'arrivée à Clermont, troisième hémoptysie, qui dure
cinq jours, mais en très petite quantité. M. Bertrand, auquel j'adressais le malade, voulut bien lui prodiguer ses
soins, et le fit partir, après un repos de quatorze jours,
pour les sources désirées.

Le colonel **X...** est très malade, m'écrivait alors **M. Pierre** Bertrand, c'est une santé tellement ébranlée qu'il faut s'attendre à tout.

Les eaux furent données avec les plus grandes précautions, et amenèrent en quelques jours des résultats inespérés. Le sommeil devint calme, avec diminution de la toux, l'appétit revint presque comme au temps de la jeunesse, et avec lui un certain embonpoint. Quelques hémorrhoïdes qui n'avaient pas flué depuis douze ans reparurent un peu vers le milieu du traitement. Ce fut là le seul phénomène critique observé. En moins d'un mois une transformation complète s'était opérée, la douleur et la toux cédèrent entièrement.

L'hiver suivant se passa bien, la toux revint un peu le matin, mais sans hémoptysie, et aujourd'hui, 1858, le colonel, devenu général, a pris sa retraite, et n'éprouve de la toux sèche qu'accidentellement, le matin ou quelquefois le soir s'il se livre à la conversation , mais il n'a plus éprouvé de crachement de sang.

Il est impossible de méconnaître dans cette observation la part active que les eaux ont exercée, non-seulement pour arrêter la marche de la maladie , mais encore pour reconstituer une santé si délabrée. On sait tout ce que présente de gravité la laryngite chronique, et combien elle devient rapidement irrémédiable lorsqu'elle se lie à l'affection tuberculeuse générale et de cause héréditaire.

Obs. IV. — *Catarrhe pulmonaire consécutif à la grippe, traité deux fois avec succès par les eaux du Mont-Dore.*

Parmi les beaux triomphes de la médication thermale du Mont-Dore, les bronchites chroniques, catarrhales ou consécutives à la grippe, occupent une des premières places.

M. de ..., âgé de soixante-huit ans, d'une constitution lymphatique et nerveuse, fut atteint il y a seize ans d'une grippe, à la suite de laquelle il conserva un catarrhe chronique qui, après avoir duré tout un hiver, n'était pas encore dissipé à la fin de juin : il se rendit alors aux eaux du Mont-Dore, d'après les conseils d'un médecin de Paris.

Dix-huit jours de séjour au milieu de l'Auvergne le rétablirent entièrement. Cependant, l'hiver suivant, il prit encore un rhume, mais il ne tarda pas à se dissiper.

Depuis cette époque, M. de ... se rendit en Italie, où il se porta très bien, et lorsqu'il y a quatre ans il revint en France, il fut repris par la nouvelle épidémie de grippe de 1857-1858. Les mêmes accidents qu'il avait éprouvés seize ans auparavant se reproduisirent pendant tout l'hiver dernier, et l'affection catarrhale, accompagnée de dyspnée surtout pendant la marche, de crachats puriformes abondants, mais surnageant le liquide, et d'un certain état d'amaigrissement, continuait encore au commencement de la belle saison. Le médecin ordinaire du malade conseilla les eaux des Pyrénées. Mais, sur les observations de M. de..., qui reconnaissait dans son état les mêmes accidents qu'il avait autrefois éprouvés, et qui avaient été si bien arrêtés par les eaux du Mont-Dore, c'est pour cette dernière station thermale qu'on se décida.

M. de ... arriva au Mont-Dore au mois d'août dans l'état suivant : Pâleur générale, affaiblissement, maigreur, oppression en marchant, toux rare dans la journée, plus fréquente matin et soir et accompagnée de crachats puriformes, opaques ; peu d'appétit, pas de fièvre, pas de troubles dans les autres organes. La sonorité est bien conservée dans la poitrine ; mais on entend à la base, en arrière, des deux côtés, des râles humides, et çà et là quelques rhonchus sibilants ; il est difficile de dire s'il n'y a pas quelques traces d'emphysème.

Les eaux en boisson, les demi-bains avec douches entre les épaules, les inhalations de vapeur et les pédiluves amenèrent, les premiers jours du traitement, des sueurs suivies d'un certain état de faiblesse. Mais, dès le dixième jour, l'appétit, le sommeil étaient meilleurs, les crachats moins abondants et les forces plus grandes. La quantité d'eau en boisson fut augmentée et le malade quitta le Mont-Dore fort satisfait de sa santé.

Il ne faut pas croire que tous les catarrhes bronchiques indistinctement soient aussi heureusement traités que cela a eu lieu dans l'observation précédente. Toutes les fois que la maladie est compliquée ou accompagnée d'une altération de texture des poumons, comme de tubercules ou d'emphysème, la médication thermale modifie bien l'élément catarrhal, mais elle n'a pas la puissance de le détruire, comme cela arrive en dehors de toute complication.

CHAPITRE III.

PLEURÉSIE SÈCHE AVEC RESTE DE PRODUITS PSEUDO-MEMBRANEUX ; DOULEURS VAGUES ET ACCIDENTELLES CORRESPONDANTES; PLEU-RÉSIE AVEC ÉPANCHEMENT, PLEUROPNEUMONIE CHRONIQUE.

Si, dans la pleurésie aiguë, malgré les efforts combinés de la science et de l'art, il est souvent très difficile d'empêcher la maladie de se terminer par épanchement, et l'on sait avec quelle rapidité cet accident se produit, combien cela ne doit-il pas arriver dans ces pleurésies à peine douloureuses, et appelées pour cela latentes, qui se produisent subrepticement pour ainsi dire avec un appareil fébrile si peu prononcé, que malade et médecin s'en aperçoivent à peine. En quelques jours cependant, une vaste collection séreuse occupe l'un des côtés de la poitrine, et très exceptionnellement les deux à la fois. La science moderne a si bien décrit toutes les altérations anatomiques du poumon et des plèvres lésées, la nature, le niveau et les quantités de liquides épanchés, les produits floconneux ou pseudo-membraneux qui les accompagnent, que c'est à rétablir les fonctions si importantes de l'organe lésé que nous devons maintenant appliquer toutes nos investigations. En effet, soit prédisposition morbide, soit constitution viciée ou toute autre influence, combien n'y a t-il pas de ces maladies qui fuient devant les efforts les mieux combinés de l'art et glissent rapidement sur la pente de la chronicité, quand, trop heureux, le malade lui-même n'est pas entraîné au tombeau ! Or, ce que la thérapeutique, aidée de la pharmacie, n'a pu faire, la thérapeutique thermale va tenter de l'exécuter et souvent avec un véritable bonheur.

Obs. V. — *Pleurésie pseudo-membraneuse chronique,*
épanchement peu considérable.

Madame de ..., âgée de trente ans, mère de trois enfants qu'elle a nourris, est brune et d'un tempérament lymphatique. Elle est prise à la campagne, le 29 novembre 1846, d'une douleur vive dans le côté gauche avec fièvre intense et expuition de sang rouge peu aéré. Je ne pus arriver auprès de la malade qu'à neuf heures du soir, et bien qu'elle fût d'une faible constitution, je pratiquai une saignée du bras et fis appliquer des cataplasmes émollients, puis donner des boissons adoucissantes en abondance.

Le lendemain matin le sang de la saignée était très légè-

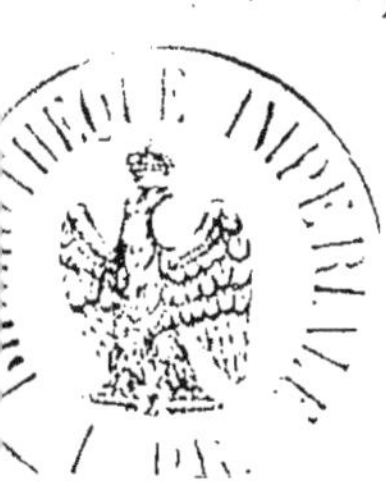

rement couenneux, et je jugeai à propos de rouvrir la veine. Celle-ci fut plus couenneuse que la première. Huit heures après, dix sangsues sur le côté ; potion stibiée à 20 centig.

Le 1er décembre, l'expectoration de sang vif a cessé ; le point de côté et la fièvre ont diminué ; la toux est sèche et fréquente : le pouls vif, petit et accéléré ; la potion a été tolérée.

Le côté gauche de la poitrine présente, en arrière surtout, une matité absolue dans l'étendue de quatre travers de doigt, avec bruit de souffle égophonique au niveau de la matité et absence de bruit respiratoire dans la partie déclive. Malgré les vésicatoires et autres moyens de traitement employés, la fièvre continue pendant le mois de décembre et jusqu'au 15 janvier, avec des alternatives d'accroissement et de déclin. A cette époque, la malade est très faible et bien amaigrie ; la fièvre revient chaque soir et se termine le matin par des sueurs bornées aux aisselles et au sternum. La matité existe toujours en bas et à gauche, quoique moins forte, et s'étend vers l'omoplate ; mais là on entend, quoique faiblement, le bruit respiratoire sans bronchophonie.

Les mois de février et de mars se passent sans amélioration notable dans les symptômes locaux, malgré l'application successive de vésicatoires et l'usage des préparations d'antimoine, de digitale, de nitrate de potasse, etc.

De la toux sèche, un peu de dyspnée de temps à autre, de la fièvre le soir, du dégoût pour les aliments et de l'œdème aux extrémités inférieures, inquiétaient à la fois et le malade et le médecin. Cet état se prolonge jusqu'au mois de juin, et le côté gauche de la poitrine présente toujours une grande faiblesse respiratoire dans les deux tiers inférieurs, avec matité de plus en plus prononcée dans les régions déclives. Je fis partir cette malade pour les eaux du Mont-Dore, et quelques jours après, M. Bertrand m'écrivait : « Madame de ... est une *grande malade ;* n'y a-t-il pas sous ces couches pseudo-membraneuses qui étreignent le poumon des tubercules disséminés ? la faiblesse est si grande que le succès est plus que douteux. »

Douze jours s'étaient à peine écoulés, depuis le commencement du traitement thermal, que déjà la fièvre du soir avait disparu avec la toux; l'appétit, le sommeil, les forces revenaient, et à la fin de juillet, la malade nous retournait dans un état d'embonpoint simulant la bouffissure des traits. Des sueurs et des urines très chargées furent les seuls phénomènes critiques. La matité de la poitrine a presque entièrement disparu ; les bruits respiratoires sont faibles, mais s'entendent dans presque toute l'étendue du côté affecté. Les eaux transportées furent prises à la fin du mois de novembre ainsi que l'hiver suivant. Depuis cette époque, madame de ... a eu deux grossesses qu'elle a conduites à terme ; elle n'a pas nourri, et jusqu'à ce jour, 1858, sa santé est très bonne.

Obs. VI. — *Épanchement pleurétique occupant les trois quarts de la cavité thoracique.*

Une dame âgée de cinquante ans, non réglée depuis trois ans et d'un tempérament lymphatico-nerveux, contracta la grippe pendant l'hiver de 1854. Cette affection se prolongeant pendant plus longtemps qu'à l'ordinaire, une pleurésie sans douleur s'établit du côté gauche et fut suivie d'un vaste épanchement pleurétique. L'oppression devint telle que les médecins qui donnaient des soins à cette malade furent sur le point de proposer la thoracentèse.

Cependant les sudorifiques, puis les purgatifs drastiques

combinés avec de larges vésicatoires amendèrent un peu cet état; mais les forces s'affaiblirent tellement que l'œdème s'empara des membres inférieurs, et la malade ne pouvait quitter son fauteuil sans être prise d'orthopnée. La peau était sèche, rude et terreuse. Nous étions alors au commencement du mois de juin. Je proposai le Mont-Dore ; on redoutait beaucoup que la malade ne pût accomplir un voyage de 150 lieues. Elle s'y rendit cependant à petites journées, et le résultat de cette première saison fut tel que l'œdème des membres disparut et que l'épanchement pleurétique diminua beaucoup sous l'influence des eaux, qui produisirent des sueurs générales et ramenèrent l'appétit éteint depuis longtemps.

La malade retourna dans ses foyers, beaucoup plus forte et très contente du résultat obtenu. Tout mouvement fébrile avait cessé et l'épanchement avait diminué d'un tiers en étendue. Mais la matité *tanquam percussi femoris*, existait toujours dans presque la moitié de l'étendue de la partie postérieure de la poitrine.

Madame ... passa encore l'hiver suivant dans sa chambre sans accidents nouveaux, toussant un peu et conservant de la dyspnée qui augmentait dans le décubitus sur le côté sain. Au printemps elle prit le lait d'ânesse et revint au Mont-Dore au commencement de juillet.

Cette seconde saison amena un résultat semblable au premier : des sueurs générales se manifestèrent dès les premiers jours du traitement, ainsi que de nombreux furoncles ; un appétit très vif se déclara et la malade revint, la figure pour ainsi dire bouffie par un embonpoint survenu trop rapidement.

Cette fois il n'y a plus traces d'épanchement ; mais la respiration est faible dans tout le côté malade, on entend au bas du mamelon un bruit de frottement sec et rude, mais sans bronchophonie, et la malade l'entend elle-même par instants. La peau est entièrement dépouillée de ses enduits terreux ; elle est douce et onctueuse. La malade marche facilement et sans dyspnée ; elle peut se coucher indifféremment d'un côté ou de l'autre.

Cette personne est revenue une troisième année au Mont-Dore, et aujourd'hui elle se porte très bien.

Ce fait, s'il était isolé, perdrait assurément beaucoup de sa valeur, car on voit tous les jours des suffusions séreuses accumulées, soit sous la peau, soit dans l'une des diverses cavités closes de l'économie, disparaître sous l'influence de sueurs abondantes. Mais on sait aussi combien sont infidèles les médicaments de la classe des sudorifiques ou des diurétiques. Est-ce par l'une de ces voies ou par toutes les deux à la fois qu'agissent alors les eaux du Mont-Dore ? Le traitement thermal ouvre, pour ainsi dire, à l'absorption les diverses bouches capillaires, et en modifiant toutes les glandes et toutes les sécrétions du corps, il imprime à l'économie entière une vitalité nouvelle par suite de laquelle l'équilibre tend de plus en plus à se rétablir. Combien d'épanchements pleurétiques, d'ailleurs, n'ont-ils pas disparu au Mont-Dore sans qu'on ait pu invoquer d'une manière directe et exclusive, soit l'apparition de sueurs, soit l'abondance des urines ; on ne peut donc s'empêcher de reconnaître qu'il se passe dans la trame intime de nos organes des phénomènes aussi occultes que ceux qui président à la formation, et si l'on peut ainsi dire, à la vitalité de nos sources.

La pneumonie chronique, beaucoup plus rare dans la pratique ordinaire que dans les livres, se rencontre cependant au Mont-Dore, rendez-vous général de toutes les affections chroniques de la poitrine.

Obs. VII. — *Pleuropneumonie chronique.*

Une dame âgée de trente-sept ans, d'une bonne constitution, contracta, il y a deux ans, à la suite d'un refroidissement, une maladie de poitrine pour laquelle elle fut
obligée de garder le lit pendant un peu plus d'un mois.
Des sangsues, des vésicatoires, des potions antimoniées
diverses furent prescrites et firent cesser l'état aigu; mais
il resta toujours un peu de dyspnée augmentant par instant
et surtout dans la marche sur un plan ascendant. La
dyspnée n'ayant jamais cessé entièrement, malgré le réta-
blissement apparent de la santé , cette personne se rendit
au Mont-Dore, à la fin de juillet 1851, dans l'état suivant :

Apparence extérieure de santé, mais oppression pendant les temps humides et dans toute espèce d'efforts. Pas
de troubles vers les organes digestifs et circulatoires ; parfois seulement il y a quelques palpitations et la malade
éprouva un retard de six semaines sans présenter aucun
autre signe de grossesse ; elle n'a d'ailleurs jamais eu
d'enfant.

A la partie postérieure et moyenne du côté gauche de la
poitrine, dans un espace large comme la paume de la
main, on trouve au centre une variété de souffle tubaire,
une respiration voilée et quelques râles humides dans un
certain périmètre ; la percussion elle-même accuse une
différence de son avec le côté correspondant ; une douleur
vague allant de l'épaule au côté gauche de la poitrine
existe avec plus ou moins d'intensité ; il y a un peu de
toux, mais le plus ordinairement sans expectoration.

La crainte de nous trouver en présence d'une grossesse
commençante nous fit entreprendre le traitement avec
une certaine timidité Les eaux en boisson et les douches
de vapeur sur le côté furent seulement prescrites, et dès

le septième jour, les règles revenaient sans colique, sans caillots de sang, comme à l'état normal. Ce premier résultat diminua notablement la dyspnée ; les demi-bains, les pédiluves furent ajoutés au traitement, et la malade quitta le Mont-Dore dans un état très satisfaisant. Les bulles de râles situées dans la portion de poumon splénisée sont plus larges, mais moins nombreuses ; la respiration est plus libre, la douleur de côté très peu prononcée ; l'embonpoint est revenu.

Le traitement thermal n'a pas pu être appliqué dès le début dans toute sa rigueur, et cependant l'amélioration survenue ne laisse aucune espèce de doute sur les effets d'une seconde saison.

CHAPITRE IV.

EMPHYSÈME PULMONAIRE ACCOMPAGNÉ DE CATARRHE HUMIDE, OU ASTHME NON COMPLIQUÉ DE DILATATION DES GROS VAISSEAUX OU D'AFFECTION ORGANIQUE DU CŒUR, A MOINS QUE CETTE DERNIÈRE AFFECTION NE SOIT LE RÉSULTAT D'UN RHUMATISME ARTICULAIRE ET DE DATE PEU ANCIENNE. HÉMOPTYSIE IDIO-PATHIQUE.

Le nombre des asthmatiques qui se rendent chaque année aux eaux du Mont-Dore, et qui viennent en grande partie des régions de l'est et du sud-est de la France, justifient déjà tous les avantages que ces thermes leur procurent.

Un fait nous a frappé tout d'abord, c'est que, contrairement à nos théories et malgré l'altitude du village du Mont-Dore (1052 mètres au-dessus du niveau de la mer), les personnes atteintes d'asthmes n'y étouffent pas plus là qu'ailleurs, abstraction faite, bien entendu, de toute influence électrique. Est-ce à la disposition en forme d'entonnoir échancré du village du Mont-Dore, creusé, pour ainsi dire, dans l'écartement des roches volcaniques, où il est abrité du nord-est par les montagnes de l'Angle (1750 mètres) et du sud-ouest par le pic du Capucin (1479 mètres), qu'il faut attribuer cet état? Ou bien est-il la conséquence à la fois de l'état balsamique de l'atmosphère par suite des émanations de ces forêts d'arbres résineux et des douces émotions que cause ici le spectacle grandiose de la nature? Ces deux causes réunies peuvent bien ne pas être étrangères à ce résultat.

Obs. VIII. — *Asthme nerveux humide.*

Un ecclésiastique, âgé de trente-trois ans, d'un tempérament lymphatique, né de parents sains et non asthmatiques, contracta, à l'âge de dix-huit ans, un catarrhe qu'il garda pendant six semaines. Jusqu'à l'âge de trente ans sa santé fut bonne. Mais depuis cette époque, sans cause connue, M. B... est pris d'une oppression nocturne d'abord qui le force bientôt à sortir du lit, puis revenant parfois le jour, mais jamais aussi prononcée que la nuit; bientôt il s'y joint un catarrhe qui donne le matin quelques crachats blanchâtres ou jaunâtres plus ou moins aérés. Diverses médications furent employées sans succès pour combattre cet état, et après un an de durée, la santé s'affaiblissant, M. B... fut soumis aux eaux du Mont-Dore transportées.

Sous cette nouvelle influence, l'oppression de la nuit et les crachats du matin diminuèrent de plus en plus, si bien que pendant trois mois M. B... crut à une guérison.

Mais avec l'hiver revint la dyspnée, quelquefois dans le jour, et presque toujours la nuit, ainsi que le catarrhe.

M. B... but encore les eaux transportées, et fut alors,

comme la première fois, trois à quatre mois sans souffrir.

Au mois de janvier 1858, la maladie est revenue avec ses symptômes ordinaires, au point de rendre très pénibles les fonctions de ministre du culte. D'après les résultats obtenus des eaux transportées, M. B... n'hésita pas à venir les boire sur place. Préparée d'abord par un traitement peu actif, cette personne fut soumise ensuite à toutes ses rigueurs. A l'arrivée, la poitrine résonnait bien partout, et cependant le bruit respiratoire n'avait ni l'ampleur ni le moelleux qu'on rencontre à cet âge; à droite, en arrière et vers le tiers moyen du thorax, la respiration est encore plus voilée qu'ailleurs ; elle s'accompagne d'un peu de râle ronflant ; le cœur et les gros vaisseaux n'offrent rien à noter, pas plus que les voies digestives.

Pendant les vingt jours que M. B... a passés au Mont-Dore, non-seulement l'étouffement nocturne n'a pas augmenté, mais il a disparu complétement, et à l'auscultation on ne retrouve plus les régions primitivement malades. M. B... est tellement satisfait qu'il forme le vœu de revenir l'année suivante.

OBS. IX. — *Affections rhumatismales, emphysème pulmonaire, catarrhe humide, bruit de souffle au cœur.*

M. Z..., âgé de soixante ans, ancien négociant, d'un tempérament très lymphatique, mais fortement constitué, a toute sa vie eu l'haleine courte et des attaques fréquentes de rhumatisme articulaire, dont les doigts de la main droite présentent encore quelques traces d'engorgement. Son père est mort vieux, mais il était atteint de la même maladie.

Les symptômes de l'emphysème général existent au plus haut degré ; sonorité exagérée dans toute la poitrine, effacement des creux post et sub-claviculaires, râles muqueux et sibilants généraux, s'entendant à distance ; pouls régulier, légèrement intermittent, non fébrile ; cœur volumineux, mais en rapport à peu près avec le volume du poing du malade ; cependant il paraît enveloppé par des lames de poumon emphysémateux ; bruit de souffle aortique très prononcé. Expectoration abondante de crachats muqueux aérés, surtout le matin au réveil et le soir après le repas. Pas d'hémoptysie ni d'hémorrhoïdes ; fonctions digestives bonnes.

M. Z... est soumis au traitement thermal pendant vingt jours consécutifs : eau en boisson, demi-bains dans les cuves, douches entre les épaules alternées avec les douches sur les avant-bras, aspiration et pédiluves.

Le catarrhe bronchique fut tellement modifié par le traitement que, quinze jours après, M. Z... put faire de longues courses à pied, et un jour il eut même l'imprudence de gravir sur la croupe du pic du Capucin sans éprouver trop d'étouffement. Au départ du Mont-Dore, le côté gauche de la poitrine respirait beaucoup mieux que celui du côté droit, il y avait plus de force et d'embonpoint, mais toujours de la dyspnée. Le bruit du cœur n'avait pas varié.

Comme dans les hémoptysies que nous avons rencontrées au Mont-Dore, presque toujours des tubercules existaient, soit directement, soit par voie d'hérédité, nous n'avons pas à traiter ici de cette maladie qui trouvera sa place un peu plus loin.

La saine appréciation des effets ordinaires des eaux permet d'espérer, à n'en pas douter, que même dans l'hémoptysie essentielle, elles peuvent rendre les plus utiles services, pourvu que le traitement général ordinaire soit modifié et intelligemment surveillé. Rien n'est plus facile que de déplacer ces congestions internes du centre

à la circonférence, des parties hautes vers les parties déclives, en faisant naître des hémorrhoïdes, ou tout au
moins en rappelant celles qui ont cessé, ainsi que la
menstruation s'il y a lieu.

Le médecin des eaux doit puiser dans son savoir et sa
sagacité les indications spécialement attribuées à ces cas
rares, et qui forment comme la préface du grand ordre
des maladies tuberculeuses de l'homme.

CHAPITRE V.

Obs. X. — *Phthisie tuberculeuse.*

Il y a bientôt dix-huit ans, mars 1841, une sœur chérie,
âgée de vingt-cinq ans, l'aînée de six enfants, tous encore aujourd'hui bien portants, mariée à cette époque
depuis deux ans et mère d'un enfant qu'elle entreprit de
nourrir, fut prise, dès le second mois de l'allaitement, d'une
bronchite aiguë avec fièvre continue, laquelle, au bout de
trois mois, ne céda à aucun moyen de traitement. Bien qu'on
se fût empressé de sevrer l'enfant, une rude atteinte était
portée à la santé de cette mère, dont la constitution éminemment nerveuse et sanguine, mais indemne jusqu'alors
de toute maladie grave, contribuait encore à aggraver la
situation.

L'été et l'automne se passent sans amélioration, et, au
mois de novembre, une première hémoptysie éclate avec
une grande abondance. Ce ne fut pas sans peine et sans
affaiblir encore la malade qu'on parvint à arrêter le sang.

La toux, l'expectoration striée, la fièvre chaque soir, çà
et là des points pleurétiques, des douleurs dans le dos,
entre les épaules, des sueurs au sternum, la perte d'appétit, la constipation et l'aménorrhée assombrissent de

plus en plus le tableau. Ce n'était qu'avec un sentiment d'effroi que l'auscultation de la poitrine était pratiquée, et, en effet, la matité de la clavicule droite et du sommet du poumon, matité également constatée du côté gauche, la présence du râle humide s'étendant avec la bronchophonie jusque dans la fosse sus-épineuse correspondante, rien ne manquait à cette déplorable situation.

L'hiver se passa dans des alternatives de défaillance et de mieux ; de nouvelles hémoptysies survinrent, mais moins abondantes que la première fois : le mois de mai arrive ; le lait d'ânesse paraît amener un amendement dans la toux ; mais l'œdème des membres inférieurs, borné pendant quelque temps aux malléoles, atteignait le gras de la jambe vers le milieu de juin. L'amaigrissement semblait chaque jour faire de nouveaux progrès, les forces s'épuisaient ; les consultants, parents eux-mêmes de la malade, ne conservaient plus d'espoir, lorsque fouillant dans une bibliothèque, j'eus le bonheur d'y découvrir le livre de M. Michel Bertrand, intitulé : *Recherches sur les eaux du Mont-Dore.* A la lecture de plusieurs observations de phthisies confirmées, améliorées, sinon guéries par l'usage de ces eaux, je n'hésitai pas un seul instant, malgré le commencement de fièvre hectique, à faire partir madame D... pour le Mont-Dore.

La faiblesse était telle qu'il fallut huit jours pour parcourir les soixante lieues qui nous séparaient des sources, cette dernière ancre de salut.

L'ingénieux médecin hésita longtemps s'il ferait entreprendre le traitement ; mais, sur nos instances réitérées, il permit à la malade de boire d'abord des doses très fractionnées ; puis peu à peu, celles-ci étant bien supportées, il augmenta progressivement, en ajoutant chaque jour de nouvelles modifications dans la manière de procéder. Dès le dixième jour, la malade put faire quelques promenades sous le ciel balsamique du salon du Capucin ; elle était sauvée...

A l'aversion pour toute espèce d'aliments, à l'insomnie et à la fièvre du soir, aux sueurs nocturnes et thoraciques, à l'amaigrissement successif, succédèrent bientôt un appétit inconnu depuis plusieurs années, le repos de la nuit, la cessation et de la fièvre et de la sueur, un arrêt dans l'amaigrissement ; mais la toux et l'expectoration continuaient, surtout le jour, et comme la malade reprenait de plus en plus de l'espoir, et surtout des forces, elle s'en plaignait à peine.

On se ferait difficilement une idée d'une semblable transformation, si je n'ajoutais que, dans l'espace de vingt-cinq jours, la malade a engraissé de plusieurs livres. Je n'oublierai jamais les soins minutieux et particuliers dont madame D... fut l'objet de la part de feu M. Bertrand ; ce sont de ces rares triomphes qui font le plus bel ornement élevé à la mémoire de l'homme de science, et surtout de l'homme de bien...

Madame D... revint dans sa famille, qui ne croyait plus la revoir ; les joues étaient un peu animées et bouffies par ce précoce et rapide embonpoint. La toux et l'expectoration étaient les seuls symptômes persistants, mais ne fatiguaient plus comme avant le départ pour l'Auvergne. Au commencement de l'hiver, je fis prendre une chemise et un caleçon de flanelle, et boire au milieu de décembre une caisse d'eau transportée. La saison froide se passe sans accidents ; la malade commence à oublier qu'elle a été malade et reprend peu à peu le cours de ses occupations. Des raisons particulières l'empêchent de retourner au Mont-Dore. Je fais reprendre les eaux transportées pendant le mois de juillet ; la toux s'efface de plus en plus ainsi que l'expectoration.

Dans quel état se trouvait alors la poitrine? J'aurai la faiblesse de confesser que, dans la crainte de rencontrer aux sommets des poumons ces graves désordres connus de tous les praticiens, je me suis abstenu de les chercher.

Deux ans et demi après le voyage de l'Auvergne, madame D... est devenue mère, et après comme pendant toute la grossesse, la toux et l'expectoration étaient à peu près nulles ; l'enfant fut confié aux soins d'une nourrice vigoureuse et jouit d'une excellente santé.

Enfin, madame D... eut une troisième grossesse il y a maintenant onze ans ; tout se passa très bien, comme précédemment. Cependant, au commencement de l'hiver dernier, après des voyages réitérés à la campagne, et par suite d'une trop grande fatigue, la toux sèche est revenue accompagnée d'une forte hémoptysie qui a duré deux heures ; une petite saignée du bras, les astringents et le repos firent cesser cet accident, et aujourd'hui, août 1858, madame D... se porte bien, vaque à toutes ses occupations, mais conserve une prédisposition à tousser aussitôt le moindre refroidissement.

Un changement aussi radical et presque mystérieux dans l'état de santé d'une personne chère à mon cœur, et que, d'après les idées que j'apportais alors de l'École de Paris, je considérais comme inévitablement vouée à la mort, me rappelèrent, avec les paroles du professeur Cruveilhier citées plus haut, celles de Morton : « Ils seraient la perte du genre humain s'ils conduisaient inévitablement à la mort. » (Morton , *Phthisiologia seu exercitationes de phthisi*, Londres, 1689.)

Mon attention fut alors vivement dirigée vers ces Monts-Dore, et depuis cette époque je n'ai pas cessé d'envoyer chaque année quelques malades se revivifier dans ces sources bienfaisantes, et je dois dire qu'il ne m'est pas arrivé encore une seule fois d'avoir eu à le regretter.

Je pourrais citer plusieurs faits analogues à celui que j'ai rapporté dans ses principaux détails ; mais je me plais à constater que je n'ai jamais envoyé de phthisiques *in extremis* comme celle dont je parlais tout à l'heure. Je savais trop les opinions de M. Bertrand à cet égard ; ce n'est pas avec des cas exceptionnels qu'on forme les règles générales.

Je compte cependant aujourd'hui dans ma clientèle particulière, plus de dix à douze malades atteints à divers degrés de la phthisie confirmée, et qui se portent assez bien pour vaquer à leurs occupations depuis qu'ils ont subi le traitement des eaux du Mont-Dore.

Combien maintenant, dans la clientèle thermale, ne nous passe-t-il pas sous les yeux, je devrais dire sous les oreilles, de poitrines avec ces stigmates indélébiles que la science moderne nous a si bien appris à reconnaître, et qui viennent depuis deux, quatre, six, douze et quinze ans, et quelquefois plus, redemander aux thermes les quelques mois de bien-être qu'elles en ont retirés.

OBSERVATION XI.

J'y ai vu encore cette année une jeune femme de vingt-sept ans, mère de quatre enfants, et qui me répétait que tous les docteurs de son pays lui en avaient donné pour deux mois à vivre, il y a de cela quatre ans! Depuis cette époque, elle est venue quatre fois au Mont-Dore, et dans l'intervalle elle a eu ses deux derniers enfants, tous les deux à terme et bien portants. Le dernier a dix mois et est confié aux soins d'une nourrice. Or, cette intéressante jeune femme me racontait ces détails la gaieté peinte sur le visage, et le lendemain matin, à ses souffrances de la veille se joignait une hémoptysie, peut-être pour la dixième fois depuis quatre ans.

C'est une constitution pâle et lymphatique ; petite stature, les yeux d'un blanc de perle, avec amaigrissement ; les sommets des poumons sont mats à la percussion, et le siége du râle de gargouillement avec pectoriloquie, surtout dans la fosse sus-épineuse droite ; le pouls est développé, mais peu fréquent, excepté le soir ; il n'y a ni diarrhée ni constipation, mais flueurs blanches abondantes.

L'hémoptysie fut provoquée par l'imprudence de la malade qui, jugeant qu'elle se trouvait assez bien pour faire cette fois sa dernière année au Mont-Dore, prit coup sur coup trois verres d'eau dans l'intention de conduire plus vite son traitement. Quelques jours de repos suffirent pour rétablir le calme ; je fis donner des demi-bains dans les cuves ; les règles vinrent abondamment, et après l'époque critique elle reprit son traitement cette fois d'une manière régulière. Elle quitta les bains le 30 juillet, ayant repris de l'embonpoint et une certaine fraîcheur des traits, mais conservant de la toux et de l'expectoration le matin ; la leucorrhée avait entièrement disparu et l'oppression avait beaucoup diminué.

CHAPITRE VI.

DES EFFETS, DES INDICATIONS ET DE L'EMPLOI DES EAUX DU MONT-DORE DANS LES MALADIES DE L'APPAREIL RESPIRATOIRE.

En rapportant quelques cas de guérison des maladies graves des organes respiratoires par les eaux du Mont-Dore, qu'on n'aille pas croire que nous voulions en faire une panacée universelle. Ici comme ailleurs, la thérapeutique thermale a ses succès et ses revers. Y a-t-il d'ailleurs, en médecine, des médicaments, soit simples soit composés, qui guérissent toujours et à coup sûr? Combien, au contraire, ne rencontre-t-on pas dans la pratique de nombreuses organopathies qui résistent aux médications les plus efficaces et les plus intelligemment appliquées.

De toutes les branches de notre art, la science des indications est sans contredit la plus difficile à conquérir. C'est elle qui forme le vrai médecin et lui assure une place honorable et honorée au milieu de ses concitoyens. Mais dire tout ce qu'elle exige d'études, d'expériences et d'observations, de finesse et de délicatesse, de tact, de raisonnement et de rectitude dans le jugement, c'est dire avec le vieil adage : « *Beaucoup d'appelés et peu d'élus.* » Eh bien ! cette science des indications, personne ne la possédait à un plus haut degré que M. Bertrand.

Que de valétudinaires, que de santés délabrées envoyés aux thermes du Mont-Dore, des points les plus reculés du territoire, par les plus humbles comme par les plus grands praticiens, et que les habiles inspecteurs renvoyaient dans leurs foyers, sans même les laisser pénétrer dans l'établissement ; ou si, cédant aux instances des parents ou amis, ils leur permettaient d'approcher leurs lèvres fébricitantes de leurs sources renommées, c'était moins pour calmer leurs souffrances physiques que pour apporter quelques consolations à celles de leur âme. Or, c'est là tout le secret de la réputation que les eaux du Mont-Dore ont conservée.

Voici, d'après M. le docteur Nivet, hydrologue distingué du Puy-de-Dôme, l'analyse des eaux du Mont-Dore :

Bicarbonate de soude.	0,578
Sulfate de soude.	0,102
Chlorure de sodium.	1,300
Bicarbonate de magnésie.	0,145

Bicarbonate de fer...................	0,018
— de chaux.	0,406
Alumine.	0,061
Silice.....	0,079
Matières organiques................	traces.

Enfin, en 1850, M. le docteur Bertrand fils y découvrit pour la première fois la présence de l'arsenic. Ce fait fut confirmé en 1853 par les recherches de M. le baron Thénard. Feu cet illustre savant estimait que l'arsenic s'y trouvait à l'état d'arséniate de soude à la dose d'un milligramme par litre.

La température native des sources principales (*bain de César*) est de 45 degrés centigrades, celle des cuves (*grand bain*) de 39 à 40 degrés. C'est dans ces cuves, au dire de M. Bertrand, que se sont opérées les plus belles cures. Enfin, dans les bains de la grande salle le thermomètre monte à 41 degrés.

Des réservoirs d'eau refroidie sont convenablement disposés pour abaisser la température du bain dans cette dernière, suivant les indications du médecin.

Indépendamment des effets généraux d'un bain ordinaire pris à une haute température, le baigneur, plongé dans l'une de nos cuves, éprouve des effets particuliers qui ont été si bien analysés par M. Bertrand, que nous ne pouvons mieux faire que de le laisser parler lui-même :

« La personne qui entre pour la première fois dans le *grand bain* (*Recherches sur les eaux du Mont-Dore*, 1823, page 124) éprouve une chaleur mordicante sur toute la surface du corps, une sorte de spasme, d'anxiété, de difficulté de respirer et de perturbation générale, qui, pendant les premiers moments, l'empêchent d'y rester. Elle s'enfonce, elle ressort ; et enfin, après ces mouvements continués pendant quelques secondes, elle supporte le nouveau milieu dans lequel elle se trouve plongée. »

Rien n'est plus palpitant de vérité que ce tableau.

« Les premiers instants de l'immersion complète sont marqués par un resserrement auquel le pouls participe. Mais bientôt il devient large et fréquent et la respiration précipitée ; la figure se colore et se couvre de sueur ; la peau prend plus de densité ; plus tard les artères battent avec force, et ordinairement, à la quinzième minute, le pouls n'a guère moins de 100 pulsations. » Nous l'avons vu monter jusqu'à 130 pulsations pendant toute la durée du bain, qui est toujours de quinze minutes à peu près, et quelquefois moins.

Au sortir du bain, le malade est essuyé vivement avec du linge bien chaud ; un peignoir en molleton de laine, de grands bas de même nature, une coiffure et un pardessus quelconque complètent le vêtement avec lequel le malade est reporté dans une chaise fermée pour se coucher dans un lit préparé et bien bassiné.

A l'excitation, à la vive chaleur produite, tant par l'acide carbonique que par les principes salins de l'eau minérale, succèdent une chaleur douce à la peau, un sentiment de bien-être avec moiteur sur tout le corps, et un besoin de repos dans lequel on se complait. Une certaine quantité d'eau bue avant et immédiatement après la sortie du bain favorise encore cette action.

L'eau en boisson et en gargarismes, le bain dont la température et la durée varient suivant le but qu'on se propose, les diverses espèces de douches liquides, ascendantes, descendantes ou à vapeur, le vaporarium et les pédiluves constituent ce que nous appelons un traitement complet. C'est à la sagacité du médecin qu'il appartient d'isoler ou de combiner les diverses opérations qui constituent tout l'arsenal thérapeutique des eaux du Mont-Dore.

Parmi les effets généraux on remarque les suivants : d'abord, le malade est plus fort pendant les premiers jours du traitement, puis il est plus faible, et souvent même il maigrit pour redevenir plus fort et reprendre de l'embonpoint, soit à la fin du traitement, soit quelques jours après sa cessation.

La plus vive excitation est produite sur la peau. Il semble que tous les fluides de l'économie se portent du centre à la circonférence. La peau en effet est tendue, comme gonflée et injectée ; les follicules sudoripares et les sébacés dont les orifices ont été plus ou moins longtemps obstrués par ces plaques terreuses si fréquentes dans les maladies de long cours, se réveillent et versent à la surface de la peau, les uns la sueur, les autres cette matière onctueuse, toutes deux si propres à entretenir la liberté des fonctions de la vie animale. Par contre, les glandes et les appareils sécréteurs de l'intérieur de l'économie fonctionnent moins ; ainsi on remarque une plus grande aridité dans la sécrétion des larmes et celle des follicules de Meibomius, les blépharites catarrhales ou glandulaires disparaissent ; les humeurs de la pituitaire sont épaissies ; les glandes salivaires et linguales versent moins de liquides dans la bouche ; de là cette soif que presque tous les malades éprouvent du troisième au cinquième jour du traitement et qui se continue quelquefois jusqu'à la fin. Pendant cette même époque, les urines sont plus denses, plus rouges et déposent d'abondants sédiments qui disparaissent dès le septième ou dixième jour. Sans aucun doute, les mêmes phénomènes se passent dans toute l'étendue du tube intestinal et amènent pour conséquence la constipation, et quelquefois chez les personnes primitivement disposées à cet état, il faut pendant quelques jours avoir recours aux lavements. Chez les femmes, les flueurs blanches ne tardent pas à disparaître, et chez l'un et l'autre sexe les fonctions du sixième sens sont stimulées. Enfin, de toutes les membranes tégumentaires internes, il n'en est pas de plus vivement impressionnée que celle des bronches.

L'espèce d'aridité que nous avons déjà signalée dans la cavité buccale et dans l'arrière-gorge, s'étend dans le larynx et la trachée-artère, et c'est sans doute en densifiant, en tonifiant et la muqueuse et les cordes vocales, que le traitement ramène la voix alors qu'on la croyait perdue pour toujours, pourvu toutefois que les lésions anatomiques n'aient pas dépassé certaines limites. Comme les autres sécrétions mucipares, celles des bronches sont diminuées de quantité, si bien que les malades qui arrivent au Mont-Dore avec un peu de toux chronique et l'habitude d'expectorer sans difficulté de petits grumeaux de matières accumulées particulièrement le matin, voient peu à peu cette sécrétion s'affaiblir et disparaître tout à fait.

Il y a certainement quelques exceptions à cet égard, et les personnes d'âge en offrent des exemples.

Et si l'on cherche maintenant à se rendre compte de ce grand mouvement d'humeurs de la peau *interne* à la peau *externe*, du centre à la circonférence, l'explication en est aussi simple que facile. N'avons-nous pas vu que, sous l'influence de ce nouveau genre de traitement, les circulations artérielle, veineuse et lymphatique, poussées par une sorte de force centrifuge, venaient ainsi s'épanouir dans l'inextricable réseau des capillaires de la peau; de là, le ton, la densité, le gonflement, la propreté, l'excitabilité, la chaleur, l'onctuosité, la rougeur, la rubéfaction même de cette membrane; joignez à cela la soif et cette accélération du pouls élevée à la plus haute puis-

sance pendant l'immersion dans les cuves, 130 pulsations,
avons-nous dit plus haut dans un cas particulier, et vous
aurez réuni tous les symptômes de la fièvre inflamma-
toire. Semblable en cela à la fièvre quinique produite par
des doses massées de sulfate de quinine, comme cette
dernière, la fièvre thermo-minérale a une durée très
éphémère. Aussi, aux quelques minutes de crispation,
d'anxiété et d'oppression, succède rapidement un sentiment de bien-être qui vous pousse mollement vers un
sommeil bienfaisant et réparateur. Les forces physiques
et morales se raniment; l'appétit, naguère si engourdi,
se réveille, et c'est avec un sentiment de bonheur que le
tintement de la cloche vous avertit qu'une table convenablement servie vous attend.

Tandis que toute la matinée est employée aux diverses
pratiques du traitement, la promenade est réservée pour
la plus belle partie de la journée; mais ceux qui suivent
le régime des bains de pieds doivent être de retour entre
quatre et cinq heures.

Les eaux ont leurs effets, nous croyons l'avoir suffisamment démontré : mais que ces effets sont donc encore
merveilleusement secondés par le nouveau ciel sous lequel
on se trouve, par ce climat des montagnes où l'air pur,
frais et léger, remplace la température caniculaire de la
plaine, si défavorable à ceux qui sont travaillés par la
phthisie !

Qu'ils trouvent ce séjour enchanteur, l'habitant des
villes comme celui de la plaine de nos campagnes ! L'un a
à lutter contre l'insalubrité ou l'étroitesse des logements
et mille autres influences qui dépriment la santé la plus
vigoureuse; l'autre, contre les miasmes paludéens et les
refroidissements; ici c'est comme un nouveau monde
pour tous : pas de fortes chaleurs, pas de marécages, pas

d'effluves miasmatiques, partout de l'air et de la lumière
à flots.

Qu'il est doux et suave, par une belle journée, cet air
de la vallée du Mont-Dore, où la nature semble avoir jeté
à profusion ces myriades de labiées, de digitale, de gen-
tiane, d'arnica, etc., et ces forêts de frênes, de hêtres, de
pins et de sapins, dont les émanations variées et balsa-
miques sont aussi bienfaisantes pour la santé que les
effluves miasmatiques lui sont pernicieuses.

C'est sous ces ombrages que le catarrheux, l'asthma-
tique et surtout le tuberculeux, tous préparés par l'action
topique interne et externe de l'eau vivifiante, j'allais dire
presque animée des thermes, goudronne pour ainsi dire,
sans s'en apercevoir, les nombreux couloirs par où passe
l'air, ce premier aliment de la vie, et dont la pureté est la
première condition de la santé, non-seulement de l'homme,
mais de celle de tous les animaux. Si à ce tableau, vous
ajoutez un cadre dont les contours irréguliers, échancrés
et sinueux, ou pour mieux dire informes, sont constitués
ici par des pics élevés qui dominent les nues, par des
roches à forme géométrique, des laves partout, des blocs
de rocher ou de granit sans nombre, des cascades hautes,
des cascades basses ; là, des sources limpides, des ruis-
seaux de cristal qui se précipitent avec leur bruit accou-
tumé, la Dore et la Dogne et bien vite la Dordogne, des
ponts, des lacs, des restes de route romaine, partout enfin
une végétation robuste, des prairies grasses et si vigou-
reuses, que la hauteur de l'herbe atteint celle des seigles ;
et puis au milieu de tout ce paysage, çà et là quelques
débris de vieux et d'antiques manoirs, de véritables chau-
mières isolées ou groupées en hameaux, d'innombrables
troupeaux de chèvres, de moutons et de vaches toutes
bigarrées de taches blanches comme le cygne, des bergers

agiles, des promeneurs de toute langue et de tous les pays,
à pied, à cheval, en voiture, en fauteuil.....

N'y a-t-il pas dans ce spectacle grandiose et imposant
de la nature toute une nouvelle thérapeutique? Si cette
dernière était la seule qui fût familière aux anciens médecins et pour laquelle ils faisaient faire de longs voyages à
leurs malades en les envoyant aux eaux, mais en réalité
seulement pour les distraire, ceux d'entre eux qui prenaient la route du Mont-Dore y trouvaient une véritable
et puissante médication.

C'est à la science hydrologique moderne, née depuis
longtemps, mais restée dans l'enfance pendant une longue
suite de siècles, qu'il appartient d'étudier, de fertiliser et
de propager les immenses ressources que l'on peut retirer
de l'emploi des eaux thermales que la Providence a pour
ainsi dire jetées à profusion sur notre beau sol de France.

Après avoir rapporté quelques exemples de guérison
dans des cas tantôt légers, tantôt très graves, nous pourrions dresser une autre série de faits, mais bien peu
nombreux, dans lesquels les résultats ont été ou moins
heureux ou nuls; nous ne pourrions pas en citer un seul
dans lequel les eaux, opportunément et convenablement
administrées, aient aggravé l'état du malade; mais indépendamment de la fatigue qui résulterait pour le lecteur
de cette énumération stérile, nous dépasserions les limites
que nous nous sommes imposées. Nous avons voulu jeter
çà et là quelques observations bien accentuées, comme
autant de jalons destinés à fixer l'attention des hommes
de pratique.

Ainsi que nous l'avons dit dans une autre partie de ce
travail, la science des indications est bien souvent la tâche
a plus difficile à remplir; aussi pour ce qui est relatif à
mémoire, nous nous estimerons heureux si dans les

lignes qui suivent, en exposant nos convictions, nous pouvons les faire passer dans l'esprit du lecteur.

Et d'abord en prenant pour titre de cet opuscule : « *Les maladies de l'appareil respiratoire devant les eaux du Mont-Dore* », loin de nous la pensée de considérer ces maladies comme les seules devant être traitées à ces thermes. Que de rhumatismes, que de paralysies et bien d'autres affections ont entièrement cédé sous l'action énergique de ces eaux !

Quiconque a suivi avec quelque soin et pendant quelque temps plusieurs séries de malades soumis à ce genre de traitement, un grand fait ressort tout d'abord de l'étude à laquelle on s'est livré, c'est la spécialité d'action des eaux du Mont-Dore sur le larynx et les poumons. Cette action élective sur les voies respiratoires est aussi évidente que celle du mercure sur les glandes salivaires, celle des cantharides sur la vessie, des strychnées sur la moelle épinière, de la digitale sur les voies circulatoires.

Ces eaux vives sont aux maladies chroniques des poumons ce que les antimoniaux sont aux formes aiguës de ces mêmes maladies. Que de poumons engorgés, soit idiopathiquement, soit symptomatiquement, en partie ou en totalité, s'ébranlent, se soulèvent, se déplissent, ouvrent à l'entrée de l'air leurs cellules affaissées ou obstruées, et cela en quelques jours, en quelques semaines. Ces sécrétions gutturales, laryngées, trachéales et bronchiques, altérées et de qualité et de quantité avec leurs râles variés en étendue, en forme et en intensité, et les accès de toux et la dyspnée, leurs satellites inséparables, tout cela disparaît quelquefois d'une manière merveilleuse et qui étonne l'observateur le moins attentif, si les conditions d'âge, de tempérament, d'hérédité, de chronicité et de spécificité n'opposent d'invincibles obstacles. Notons même que dans ces circonstances fâcheuses, tel malade qui arrive à l'hôtel, toussant, crachant, ne respirant qu'à moitié, au tiers ou au quart, avec la voix plus ou moins affaiblie, en repart, après quinze ou vingt jours, dans des conditions qui ne sont pas celles d'une guérison absolue, mais d'une amélioration demandée en vain aux ressources de la pharmacie, de la diététique et de l'hygiène ordinaire, même sous l'habile direction des maîtres de l'art.

Les détails dans lesquels nous sommes entré suffisent pour faire connaître quelles sont les espèces de maladies de l'appareil respiratoire susceptibles d'être traitées au Mont-Dore. Or, les chances de soulagement ou de guérison seront d'autant plus grandes que les malades se trouveront eux-mêmes dans certaines conditions. Ainsi, tel catarrhe pulmonaire simple existe sur le même individu depuis dix-huit ou vingt ans, tel autre n'a que dix-huit à vingt mois de durée ; le premier a trop bien pris droit de domicile pour céder devant les eaux, et il y aura peu ou point d'amélioration si le malade est vieux, si la constitution est éminemment sanguine ; dans le cas contraire, avec un peu moins d'âge, avec un tempérament lymphatique, l'état local et général seront plus ou moins touchés favorablement. Mais il disparaîtra avec une étonnante rapidité chez le jeune homme, chez la jeune femme, si l'élément lymphatique ou lymphatico-nerveux, ou si le tempérament mixte domine, quels que soient d'ailleurs la pâleur des traits, la faiblesse générale et le mauvais état des voies digestives.

Et si sous ce catarrhe, sous cette extinction de voix, se cachent des tubercules, et si ces tubercules ne sont encore qu'à l'état embryonnaire, vous obtiendrez des résultats que vous chercherez en vain dans la seconde et surtout dans la troisième période de leur évolution.

Que de sommets droits du poumon, et quelquefois droit et gauche, nous arrivent ici entre l'âge de dix-sept, trente-cinq et quarante ans, avec les hiéroglyphes caractéristiques susépineux ou subclaviculaires, un peu de toux chronique, un peu d'expectoration grumeleuse le matin, et qui quittent les eaux dans des conditions telles, qu'il faut quelquefois de l'attention pour retrouver les symptômes morbides constatés quinze jours auparavant, l'état général lui-même inspirant la plus entière sécurité.

Chez des personnes à tempérament lymphatique ou lymphatico-nerveux, nous avons vu quelques phthisies au second degré, datant de cinq à six mois, non héréditaires, avec fièvre modérée le jour, mais redoublant le soir, toux, expectoration, insomnie, sueurs, dégoût pour les aliments, se transformer après le second ou le troisième septénaire d'une manière presque complète; l'appétit, le sommeil, les forces revenaient, mais la toux et l'expectoration persistaient encore au départ des malades qui retournaient chez eux, le cœur rempli de joie et d'espérance.

L'emphysème ne guérit pas plus ici qu'ailleurs ; mais le catarrhe, son satellite presque fidèle, est avantageusement modifié, lors même qu'il existe un commencement de maladie du cœur ou des gros vaisseaux, pourvu que ces dernières altérations ne soient pas déjà profondes, que le visage et les lèvres ne soient pas injectés, et que surtout il n'y ait pas d'œdème : alors il y aurait plus que de la témérité à conseiller les eaux. Cette dernière réflexion s'applique de tous points aux phthisiques arrivés à la dernière période, malgré quelques cas exceptionnels (obs. 10) qui ne sauraient infirmer la règle générale.

Lorsque le principe rhumatismal accompagne ou mieux a précédé l'une ou l'autre des maladies consignées ici, loin d'être une complication, c'est généralement une circonstance favorable, tant est grande l'action des eaux sur cette dernière affection.

Enfin, et c'est par là que nous terminons, « il est, dit M. Bertrand, dans l'*Histoire des Eaux du Mont-Dore*, une particularité qui ne doit pas être omise. Au temps où l'établissement romain, récemment découvert, subsistait, Sidoine Apollinaire, en parlant de ces eaux, emploie ces expressions fort remarquables, *phthisiscentibus medicabiles*. Après huit siècles d'oubli, lorsque toute tradition de leurs propriétés est perdue, ces eaux sont fréquentées de nouveau ; elles ont à refaire leur réputation, et c'est encore contre les maladies de la poitrine qu'on les recommande. Cet accord sur leurs vertus, à deux époques séparées par tant de siècles et sans que le second jugement ait pu être influencé par le premier qui restait ignoré, est, si je ne me trompe, bien propre à maintenir la confiance dont elles jouissent (Bertrand, *loc. cit.*).

Les phthisies pulmonaires ont fait de tout temps la célébrité des eaux du Mont-Dore, écrivait le docteur Brieude longtemps avant M. Bertrand.

Écoutez encore le Sydenham de Tours, M. Bretonneau. Il y a quatorze ou quinze ans, ayant l'honneur de me trouver en consultation avec lui et les docteurs Champ, Barbier, Mascarel, Genré, à l'occasion d'une jeune fille de dix-huit ans arrivée à la seconde période d'une phthisie héréditaire et à marche aiguë, je proposai les eaux du Mont-Dore : « Les eaux du Mont-Dore ont fait leurs preuves, s'écria-t-il devant l'assemblée, il faut les donner. » On ne put les faire prendre que transportées, nous étions au mois de novembre, et la maladie sembla faire trève, mais seulement pour six mois.

Nous ne craignons pas de le dire, parce que c'est notre

conviction profonde, il y a au centre de la France, au pied des plus hautes cimes des montagnes de l'Auvergne, des richesses thérapeutiques peu connues, et qui, si elles viennent jamais à être appréciées de la masse des praticiens, feront alors au profit de l'humanité et à la gloire de la science, une rude concurrence à tout ce qu'invente la pharmacopée moderne contre les maladies redoutables dont il est ici question.

CONCLUSIONS GÉNÉRALES.

1° Les eaux du Mont-Dore ont une action élective sur les poumons et leurs dépendances.

2° Par leur action topique et générale intùs et extrà, elles impriment à l'économie tout entière une stimulation universelle et spéciale qui se traduit sur les membranes tégumentaires par un double mouvement de flux et de reflux, dont la marche, sagement dirigée, tend à rétablir l'équilibre entre les deux systèmes muqueux et cutané.

3° Lorsque des phénomènes critiques se produisent, ce sont ou des furoncles ou des éruptions papuleuses, plus rarement pustuleuses, sur diverses parties du corps; c'est le retour de vieilles douleurs rhumatismales, celui des hémorrhoïdes ou de la menstruation en retard.

4° Le tempérament lymphatique, lymphatico-nerveux ou mixte, est une condition plus favorable pour l'administration de ces eaux que le nerveux ou le sanguin exclusivement.

5° Elles conviennent dans les cas suivants :

A. — Dans toutes les prédispositions catarrhales, le coryza, l'angine et la pharyngite simple ou granuleuse ; contre cette dernière affection, à toutes les combinaisons du traitement, nous ajoutons la douche liquide portée directement sur les groupes granulaires.

B. — Dans les aphonies, qui né sont pas de nature purement nerveuse, les laryngites simples ou ulcéreuses, les trachéites accompagnées d'une sensation de chaleur au moment du passage dans l'œsophage d'un corps excitant, commé, par exemple, une certaine quantité de vin.

C. — Dans les diverses formes de bronchites chroniques, l'hémoptysie essentielle, l'emphysème pulmonaire ou l'asthme non compliqué d'une vieille altération organique du cœur ou des gros vaisseaux. Si cette dernière complication est récente et liée au principe goutteux ou rhumatismal, le sujet jeune encore, les eaux convenablement administrées produisent de bons effets.

D. — Dans la pleurésie sèche avec reste de produits pseudo-membraneux, douleurs vagues et accidentelles correspondantes.

E. — Dans la pleurésie avec épanchement lorsque celui-ci ne dépasse pas les trois quarts ou les deux tiers de la cavité pleurale.

F. — Dans la pleuropneumonie chronique.

G. — Dans la phthisie tuberculeuse subaiguë au premier et au second degré, et dans la phthisie chronique sans troubles notables vers les voies digestives ou circulatoires.

H. — Enfin, dans la tuberculisation rudimentaire et de cause héréditaire, ces eaux peuvent prévenir une explosion fatale si elles sont prises pendant plusieurs années, et si, tout le temps que dure la saison froide, les règles d'une bonne hygiène sont religieusement observées (1).

(1) Le Dr Spengler, médecin aux eaux d'Ems, croit devoir rapporter la plus grande mortalité observée pendant quelque temps dans cette station thermale, aux idées fausses qu'on avait répandues sur la vertu curative de ces eaux dans la phthisie; les malheureux tuberculeux qui s'y sont rendus ont succombé, dit-il, en assez grand nombre, pendant ou peu après le traitement. (*Union médicale*, 17 juillet 1858.)

TABLE DES MATIÈRES.

Paris. — Imprimerie de L. MARTINET, rue Mignon, 2.

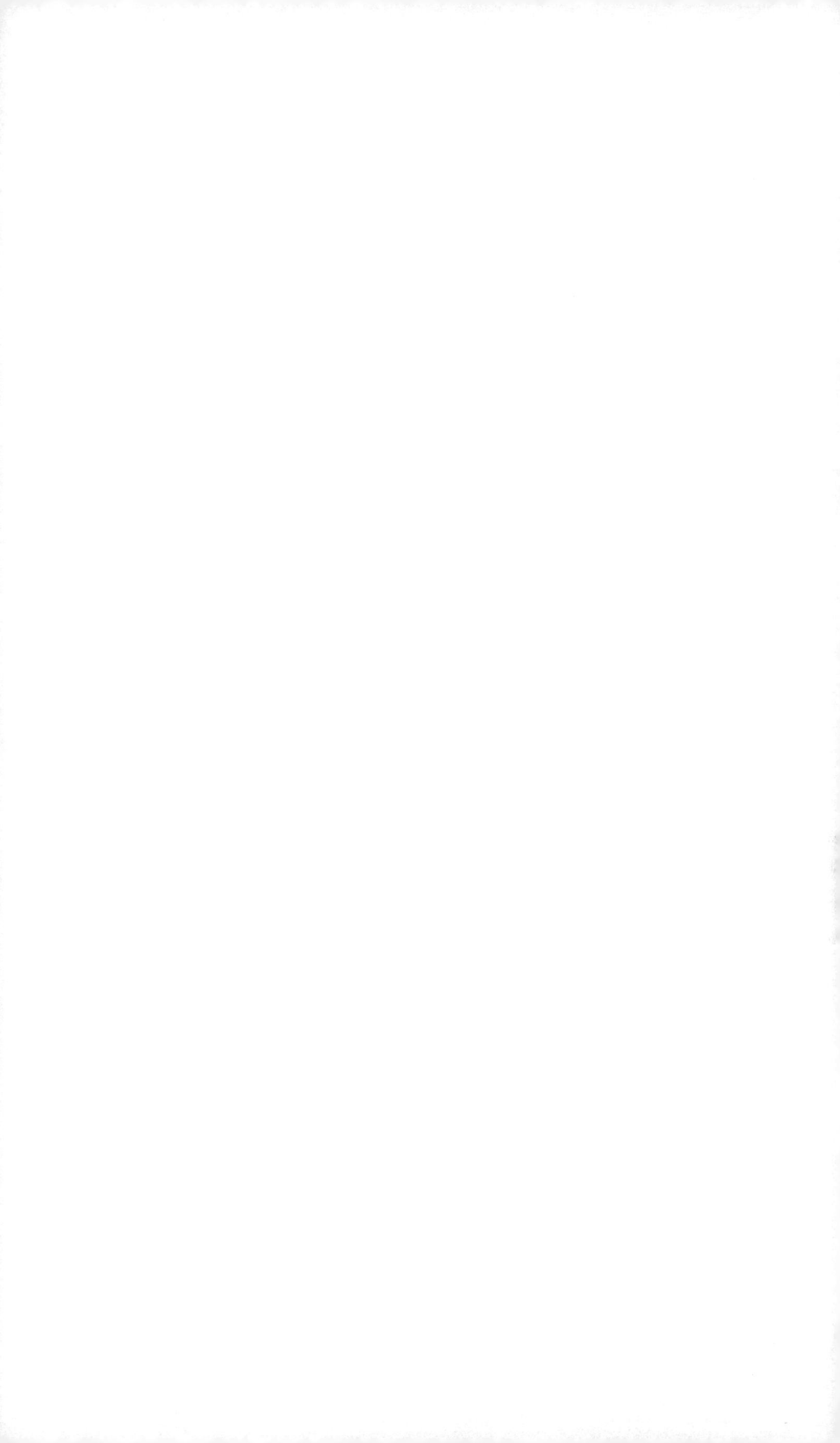